CONTRIBUTION A L'ÉTUDE

DE LA

DISPERSION ROTATOIRE

PAR

Léon GRIMBERT

Pharmacien en chef de l'hôpital de la Clinique,
Ancien interne et lauréat des Hôpitaux de Paris,
Préparateur et lauréat de l'École supérieure de Pharmacie de Paris,
Licencié ès-sciences physiques.

PARIS

IMPRIMERIE DE LA FACULTÉ DE MÉDECINE

A. DAVY, Successeur de A. Parent

52, RUE MADAME ET RUE CORNEILLE, 3

—

1887

CONTRIBUTION A L'ÉTUDE

DE LA

DISPERSION ROTATOIRE

PAR

Léon GRIMBERT

Pharmacien en chef de l'hôpital de la Clinique,
Ancien interne et lauréat des Hôpitaux de Paris,
Préparateur et lauréat de l'École supérieure de Pharmacie de Paris,
Licencié ès-sciences physiques.

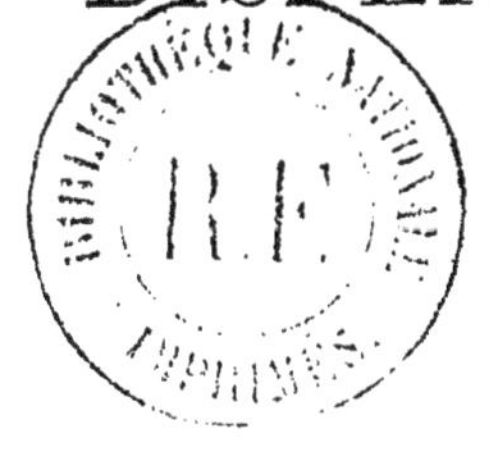

PARIS

IMPRIMERIE DE LA FACULTÉ DE MÉDECINE

A. DAVY, Successeur de A. Parent

52, RUE MADAME ET RUE CORNEILLE, 3

1887

A MON GRAND-PÈRE

A MA GRAND'MÈRE

A MON PÈRE

A MA MÈRE

A M. E. JUNGFLEISCH

Professeur de chimie organique à l'Ecole supérieure
de Pharmacie de Paris,
Membre de l'Académie de médecine

CONTRIBUTION A L'ETUDE

DE LA

DISPERSION ROTATOIRE

INTRODUCTION

Les études sur la dispersion rotatoire sont peu nombreuses, et le nombre des substances observées est fort restreint.

Sans parler des premières recherches de Biot (1) sur le quartz et l'acide tartrique, nous ne voyons guère que les travaux d'Arndtsen (2) sur le camphre et l'acide tartrique, ceux de Broch (3), de Boltzmann sur le quartz, ceux de Wiedmann (4) sur les essences de citron et de térébenthine, et enfin le remarquable travail de Nasini (5) sur la santonine et ses dérivés.

Si l'on excepte Nasini (5), les auteurs précédents n'opé-

(1) Annales de physique et de chimie (3), t. XXXVI, p. 257 et 405.
(2) Annales de physique et de chimie (3), t. LIV, p. 403.
(3) Annales de physique et de chimie (3), t. XXXIV, p. 119.
(4) Poggendorff's Annalen, 82, 215.
(5) Gazetta chimica italiana. Anno XIII, 1883, fasc. III, p. 120.

raient guère qu'avec un seul dissolvant et une même concentration. Leur but était plutôt de vérifier l'application des formules données par Biot et Cauchy, que de chercher quel rapport, quelles relations pouvaient exister entre le pouvoir dispersif des corps qu'ils observaient et la nature de ces corps, leur dissolvant ou la concentration des solutions.

J'ai entrepris ce travail pour étendre ces recherches à un certain nombre de substances non encore étudiées, et voir quelle peut être l'influence du dissolvant et de la concentration sur leur pouvoir dispersif.

Je me suis proposé de comparer entre eux les différents pouvoirs dispersifs pour me rendre compte si les corps organiques doués d'analogies chimiques n'ont pas un pouvoir dispersif égal; j'ai cherché aussi dans les substances dont le pouvoir rotatoire est fonction du temps, s'il en était de même du pouvoir dispersif.

Enfin, s'il était possible de transformer les valeurs des anciennes formules données en fonction du rayon rouge $((\alpha)\,r)$ en de nouvelles valeurs se rapportant à la raie D du sodium.

Ce travail a été exécuté dans le laboratoire de M. le professeur Jungfleisch. Je le prie d'agréer ici l'expression de ma sincère gratitude pour les bienveillants conseils qu'il n'a cessé de me prodiguer.

CHAPITRE I

HISTORIQUE DE LA QUESTION

En 1811, Arago découvrit la polarisation rotatoire dans le quartz, en même temps que la polarisation chromatique, et remarqua que les déviations imprimées au plan du rayon polarisé variaient avec la nature de ce même rayon.

En 1813, Biot énonça que cette variation, pour le quartz, était inversement proportionnelle au carré de la longueur d'onde du rayon employé et donna la formule

$$[\alpha]_\lambda = \frac{A}{\lambda^2}$$

qu'il étendit aux autres substances actives.

Mais l'étude de l'acide tartrique lui prouva bientôt que la loi n'était pas sans exception.

Les solutions de ce corps présentaient, suivant leur concentration, un maximum de déviation, soit pour les rayons bleus, soit pour les rayons jaunes, ou encore pour les rayons verts.

La première formule ne pouvait servir à représenter ce phénomène. C'est alors que Cauchy (1) proposa la nouvelle formule qui porte son nom

$$[\alpha]_\lambda = \frac{A}{\lambda^2} + \frac{B}{\lambda^4} + \frac{C}{\lambda^6} + \cdots$$

(1) Comptes rendus, t. XV, p. 910.

Il l'étendit à l'étude de la dispersion dans l'acide tartrique, et, depuis, elle fut reprise et appliquée par Bolzmann à la dispersion dans le quartz, et par Nasini, à la dispersion dans la santonine et ses dérivés.

Biot, dans ses recherches, employait la lumière solaire décomposée par un prisme, et, au moyen d'un écran muni d'une fente, il recevait chaque rayon simple sur son polariseur. Les raies de Fraunhöfer n'étant pas encore connues, les différentes parties du spectre ne pouvaient être nettement définies; aussi, Biot les désignait-il par des termes tels que : rouge extrême, limite du jaune et de l'orangé, jaune moyen, etc. On comprend tout ce que ces dénominations présentent de vague et d'incertain.

Vers cette époque, Fraunhöfer découvrit, dans le spectre, l'existence des bandes obscures qui, depuis, portèrent son nom. La position constante de ces raies offrait, dès lors, un moyen très simple de délimiter les différentes régions du spectre.

Fizeau et Foucaut (1), profitant de cette découverte, imaginèrent un procédé élégant pour étudier la dispersion des plans de polarisation des divers rayons simples dont se compose le spectre solaire. Comme cette méthode est celle qui fut suivie par la plupart des expérimentateurs, je ne crois pas inutile de l'exposer avec quelques détails.

Un faisceau de lumière solaire, reflété par un héliostat, et rendu parallèle par un système de lentilles, traversait

---

(1) Comptes rendus, t. XXI, p. 1155 (1845).

d'abord un prisme de nicol fixe, servant de polariseur, puis la substance active, et un deuxième nicol mobile, servant d'analyseur, et muni d'une alidade à vernier, glissant sur un cercle gradué. A sa sortie de cet appareil, le rayon lumineux était reçu dans un spectroscope ordinaire. Supposons les deux nicols en croix, avant l'interposition de la substance active ; le vernier de l'analyseur étant ainsi au zéro, nous aurons de l'obscurité. Plaçons, maintenant, le corps à examiner entre les deux nicols, nous verrons alors se produire un spectre solaire présentant les raies de Fraunhöfer, et, de plus, une ou plusieurs bandes obscures plus ou moins larges. Ces bandes correspondent aux rayons dont le plan de polarisation est perpendiculaire à la section principale de l'analyseur, aussi, les voit-on se déplacer en même temps que ce dernier, soit dans le même sens que lui, soit en sens contraire, et parcourir toute l'étendue du spectre ; on pourra donc ainsi les amener à coïncider avec telle raie de Fraunhöfer qu'on voudra, et l'angle dont on aura tourné l'analyseur pour les amener à cette position sera justement l'angle de déviation cherché pour la raie donnée.

Le nombre des bandes obscures varie avec l'arc de dispersion ; si cet arc occupe n demi-circonférences, on verra n bandes obscures.

C'est en employant cette méthode que Broch (1) étudia la dispersion dans le quartz. Il fit usage d'une plaque de quartz de 1 millimètre d'épaisseur, et obtint les déviations suivantes :

B	C	D	E	F	G
15°,30	17°,24	21°,67	27°,46	32°,50	42°,20

(1) Annales de chimie et de physique, 3ᵉ série, t. XXXIV, p. 119.

Si la loi des longueurs d'onde donnée par Biot eût été exacte, le produit de chaque déviation par le carré de longueur d'onde correspondante devait être un nombre constant. Or, voici la valeur de ce produit $a\lambda^2$ pour chaque rayon :

B	C	D	E	F	G
723,802	742,950	751,104	759,574	762,219	784,152

Comme on le voit, la valeur de $a\lambda^2$ va en croissant avec la réfrangibilité des rayons. La loi de Biot ne peut donc être considérée comme exacte.

Wiedmann (1) étudia, de la même manière, la dispersion dans les essences de térébenthine et de citron, et arriva aux mêmes conclusions.

Jusqu'ici, l'étude de la dispersion n'avait été appliquée qu'aux corps cristallisés ou liquides, et non aux solutions douées de pouvoir rotatoire, exception faite pour les travaux de Biot sur l'acide tartrique.

En 1858, Arndtsen (2) étudie l'influence du dissolvant et de la concentration sur les pouvoirs rotatoire et dispersif du sucre, du camphre, et de l'acide tartrique. Pour le camphre (en solution alcoolique), il remarque que le pouvoir rotatoire augmente en même temps que la concentration, il donne les formules qui traduisent cette variation ; quant au pouvoir dispersif, il se contente de noter qu'il est beaucoup plus grand que celui des solutions aqueuses de sucre de canne.

Pour l'acide tartrique, Arndtsen déduit de ses expé-

(1) Annales de Poggendorf, t. LXXXII, p. 215.
(2) Annales de physique, t. LIV, p. 403.

riences que le pouvoir rotatoire augmente avec la quantité d'eau, et que le mode de dispersion des plans de polarisation varie avec la concentration, de sorte que le maximum de rotation se rapproche de plus en plus de l'extrémité violette du spectre quand la quantité d'eau s'accroît.

Citons ensuite les essais de Buignet, en 1855, qui détermina, pour quelques alcaloïdes, le rapport des pouvoirs rotatoires $\dfrac{ar}{aj}$. $(a)\ j$, correspondant à la teinte sensible, et $(\alpha)\ r$, à la lumière obtenue au moyen d'un verre rouge.

Dans ces expériences peu nombreuses, Buignet trouve presque toujours, pour les corps qu'il examine, un rapport $\dfrac{ar}{aj}$ égal à $\dfrac{23}{30}$, excepté, toutefois, pour la santonine, où il est de $\dfrac{18}{30}$. Malheureusement, l'emploi d'un verre rouge ne donne pas à ces observations un caractère de grande exactitude. La lumière ainsi obtenue étant loin d'être monochromatique, et sa nature variant avec celle du verre employé.

En 1874 (2), Montgolfier (3) étudie le rapport du pouvoir rotatoire $[\alpha]_D$ au pouvoir rotatoire $[a]_j$ pour le sucre, le camphre, et l'essence de térébenthine. Il se sert d'un saccharimètre (?) pour la teinte sensible, et d'un polarimètre de Cornu pour la raie D du sodium.

(1) Journal de pharmacie et de chimie, 3ᵉ série, t. XL, p. 273.
(2) Bulletin de la Société chimique (22), 1874, p. 487.

Il donne les chiffres suivants :

Quartz............ 1 : 1,1048 (Broch).
Sucre............. 1 : 1,1286
Camphre.......... 1 : 1,1982 (alcool à 95°)
Ess. de térébenth.. 1 : 1,2432

Les expériences de Montgolfier ont surtout pour but de donner des coefficients permettant de transformer les valeurs des anciens pouvoirs rotatoires [a], en de nouvelles valeurs se rapportant à la raie D. Il n'a donc pas étudié l'influence du dissolvant ni de la concentration sur le pouvoir dispersif.

Enfin, Nasini (1), en 1883, dans son travail sur le pouvoir dispersif de la santonine et de ses dérivés, étudie le premier l'influence de la nature du dissolvant, et de sa concentration. Il emploie la méthode de Foucault et Fizeau.

Il conclut de ses expériences (2) : 1° que la formule de Cauchy exprime toujours exactement le phénomène de la dispersion, soit qu'il s'agisse de substances fortement dispersives (santonide et parasantonide), soit qu'il s'agisse de substances offrant des anomalies de dispersion comme l'acide tartrique ;

2° Que le dissolvant n'a pas en général une grande influence sur le pouvoir dispersif ;

3° Que dans le cas où la concentration fait varier le pouvoir rotatoire spécifique, le pouvoir dispersif se main-

(1) Gazetta chimica italiana, Anno XIII. 1883, Fascicule 3, p. 120.
(2) P. 167.

tient constant. Par exemple la santonine en solution chloroformique et la santonide en solution alcoolique ;

4° Que la grandeur de la dispersion ne semble pas être en rapport avec la grandeur de la déviation.

CHAPITRE II

MÉTHODE EMPLOYÉE.

Sources de lumière. — Au lieu de faire usage de la méthode de Foucault et Fizeau, qui nécessite une installation délicate et l'emploi de la lumière solaire, je cherchai s'il n'y aurait pas moyen de prendre le pouvoir rotatoire des corps soumis à l'étude dans des lumières monochromatiques correspondant à des longueurs d'onde connues. Mais les difficultés que l'on rencontre à produire une lumière monochromatique suffisamment intense m'ont porté à restreindre mes observations à deux rayons nettement définis, l'un se rapportant à la raie D de Fraunhöfer, l'autre à la raie C.

Le premier était obtenu à l'aide du chlorure de sodium fondu, placé dans un brûleur à gaz.

Quant au second, ce n'est qu'après un certain nombre d'essais et de tâtonnements que je parvins à réaliser un procédé me permettant de l'obtenir facilement et dans des conditions suffisantes d'exactitude.

J'avais d'abord songé à l'emploi d'un verre rouge que j'aurais interposé entre le polarimètre et une source de lumière blanche. C'est ainsi qu'avaient opéré jadis Biot et plus tard Bouchardat (1) et Buignet (2).

(1) Annales de chimie et de physique. 3ᵉ série. t. IX, p. 213.
(2) Journal de pharmacie et de chimie. 3ᶜ série. 40. p. 273.

Les verres que j'ai pu me procurer étaient loin d'être monochromatiques, aussi, l'incertitude des déterminations était-elle considérable. D'ailleurs nous voyons Biot lui-même obligé d'opérer sur des moyennes de 8 à 10 degrés d'écart (2). De plus les portions du spectre qui accompagnent la raie C ne sont pas identiques pour tous. J'ai examiné ainsi au spectroscope deux verres rouges d'origine différente que je désignerai par les numéros 1 et 2. La raie D du sodium coïncidant avec la division 200 du micromètre, le n° 1 m'a donné un spectre s'étendant de la 178ᵉ à la 204ᵉ division, et le n° 2 un spectre s'étendant de la 180ᵉ à la 200ᵉ. Tous deux laissent donc passer les rayons correspondant à la raie D.

Je songeai alors à la lumière rouge fournie par le lithium. Le spectre de ce métal se compose, en effet, de deux raies, l'une très intense, voisine de la raie C de Fraunhöfer et l'autre très faible, voisine de la raie D.

Il était facile de se débarrasser de cette dernière en l'absorbant au moyen d'une solution colorée spéciale, carmin ou fuchsine. Je préparai donc du chlorure de lithium exempt de chlorure de sodium en le faisant dissoudre plusieurs fois dans un mélange d'éther sec et d'alcool absolu. J'employai ensuite ce chlorure fondu de la même manière que le chlorure de sodium, en ayant soin d'enlever, dans le polarimètre, la plaque de bichromate et de la remplacer par une des solutions dont j'ai parlé plus haut. Mais, dans ces conditions, la flamme obtenue était trop peu intense, les lectures devenaient difficiles et les écarts entre plusieurs observations étaient considérables.

(2) Verdet. Œuvres, t. VI. p. 280.

Prenant alors comme source lumineuse une lampe à gaz ordinaire, je cherchai une matière colorante rouge, en solution, qui, interposée entre le polarimètre et la source de lumière ne laissât passer que des rayons monochromatiques se rapportant à une raie bien déterminée. Pour cela j'étudiai au spectroscope un certain nombre de solutions de carmin, fuchsine, hématoxyline, etc., etc., à des degrés de concentration variables et sous des épaisseurs diverses.

Après un certain nombre d'essais, je m'arrêtai à la solution suivante :

$$\begin{array}{lcl}
\text{Carmin n}^\circ \text{ 40} & = & 0^g\ 25 \\
\text{Ammoniaque liquide} & = & 20^{cc} \\
\text{Eau distillée Q. S. pour} & = & 100^{cc}
\end{array}$$

Cette solution placée dans une cuve à faces parallèles, de un centimètre d'épaisseur, ne donne au spectroscope qu'une bande lumineuse relativement étroite, voisine de la raie du lithium et coïncidant avec la raie C de Fraunhöfer. De plus, dans ces conditions, tout rayon jaune est absorbé.

Détermination de la longueur d'onde. — Pour m'assurer de l'identité de la lumière employée j'en déterminai la longueur d'onde de la manière suivante :

Je commençai à établir pour mon spectroscope l'échelle destinée à convertir en longueur d'onde les divisions du micromètre.

Pour cela, je me servis d'un certain nombre de métaux à raies caractéristiques tels que le sodium, le lithium, le potassium, le calcium, le strontium et, plaçant l'un de leurs sels, le chlorure, dans la flamme d'un brûleur de Bunsen, je déterminai l'emplacement de quelques-unes de leurs raies sur l'échelle micrométrique, la raie du sodium correspondant à la division 200. Puis, transportant ces données sur une feuille de papier quadrillée au millimètre, je pris comme abscisses les divisions mêmes du micromètre, et comme ordonnées, les longueurs d'onde; chaque millimètre correspondant à une variation de un millionième de millimètre dans la longueur d'onde (0,000001). J'obtins de cette façon une série de points, qui, reliés entre eux, me donnèrent une courbe continue. Rien n'est plus simple que de se servir de cette courbe pour transformer les divisions du micromètre en longueurs d'onde correspondantes.

La bande rouge fournie par la solution de carmin occupe au spectroscope les divisions 180–188, soit en moyenne 184.

La division 184 correspond à une longueur d'onde :

$$\lambda = 0,000659$$

La raie C de Fraünhofer ayant pour longueur d'onde :

$$\lambda = 0,000656$$

on peut considérer la lumière fournie par la solution de carmin comme sensiblement monochromatique et se confondant avec la raie C. Je représenterai donc désormais les pouvoirs rotatoires obtenus avec cette radiation par le symbole (α) c.

Du reste, j'ajouterai un renseignement sur l'exactitude de ma méthode. Dans les circonstances où il m'a été possible de comparer mes résultats avec les chiffres malheureusement trop peu nombreux obtenus par les différents auteurs qui ont employé la méthode de Foucault, j'ai toujours constaté entre les deux une concordance parfaite.

Grimbert.   2

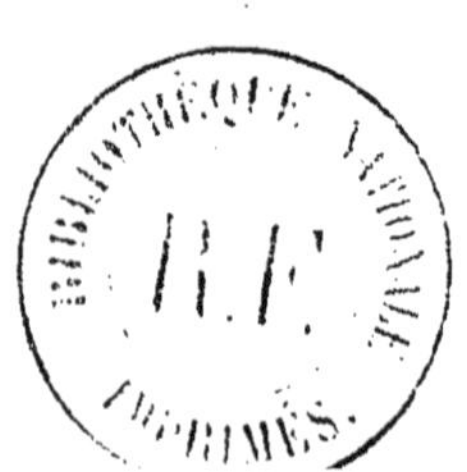

III. *Mode opératoire.* — L'instrument dont je me suis servi est le polarimètre à pénombre de Laurent qui est disposé pour la lumière du sodium.

Lorsque je me servais de lumière rouge j'adoptais le dispositif suivant après avoir pris soin d'ôter la plaque de bichromate.

Derrière une étroite ouverture pratiquée dans un écran en tôle noircie était placée la cuve à carmin; à 30 centim. de cette dernière se trouvait une lampe à gaz. La cuve recouvrait exactement l'ouverture, de sorte qu'aucun rayon étranger au rayon rouge ne pouvait pénétrer dans le polarimètre.

Les déviations données sont les moyennes de six à douze lectures faites chacune pour une position différente du tube. On arrive ainsi à corriger les écarts de lecture dus probablement à des irrégularités dans la fermeture des tubes. J'ai remarqué d'ailleurs que ces écarts étaient plus sensibles dans la lumière rouge que dans la lumière jaune.

Je me suis presque toujours servi de tubes de 2 décimètres. Quelquefois de tubes de 1 décimètre, notamment lorsque la déviation dépassait 20°. Dans ce cas, et surtout lorsque le pouvoir dispersif de la solution est assez considérable, les disques se colorent vivement et l'on ne parparvient plus à obtenir l'égalité des teintes.

Les solutions ont été faites dans des ballons de 50 cc. et de 100 cc., que j'ai pris soin de jauger exactement en les pesant pleins d'eau distillée à 20°, température moyenne du laboratoire pendant la durée de mes expériences; j'obtins ainsi leur volume au centième de centimètre cube.

Les substances étaient pesées au milligramme et introduites dans les ballons avec le dissolvant; on n'avait soin d'examiner les solutions que lorsqu'elles avaient repris la température de l'air extérieur. Toutes les fois qu'on a eu recours à une dessiccation préalable, les corps ont été pesés entre deux verres de montre, après refroidissement complet dans un dessiccateur.

Dans certains cas, j'ai dosé le poids du corps dissous en faisant évaporer un volume connu de la solution, et en desséchant le résidu à $100°$—$110°$ dans une étuve de Gay-Lussac. Les pipettes graduées employées dans ce cas avaient été jaugées au centième de centimètre cube.

Les dissolvants dont j'ai fait usage sont les suivants :

1° L'eau distillée;

2° L'alcool de différents degrés ;

3° Le chloroforme sec ;

4° L'éther à $66°$ sec.

Comme je n'ai opéré que sur des corps actifs en solution, j'ai employé pour le calcul du pouvoir rotatoire la formule suivante :

$$[\alpha]_\lambda = \dfrac{{}^+_- \, a \, V}{1 \, P}$$

dans laquelle :

a = Déviation lue, exprimée en degrés et en fractions décimales du degré.

V = Volume de la solution.

1 = Longueur du tube exprimée en décimètres.

·P = Poids de la substance active.

Quant au pouvoir dispersif, je l'ai exprimé par la formule $\dfrac{(\alpha)_D}{(\alpha)_C} = x$, en prenant $(\alpha)_C$ comme unité. Il sera facile, à l'aide d'un simple calcul, de passer d'un pouvoir rotatoire à l'autre.

CHAPITRE III.

EXPOSÉ DES EXPÉRIENCES.

I. CAMPHRE.

I. *Historique*. — Le pouvoir dispersif du camphre, étudié d'abord par Biot (1), fut l'objet d'un travail important d'Arndtsen (2) en 1858. Ce dernier étudia l'action de la concentration sur les pouvoirs rotatoire et dispersif du camphre en solution dans l'alcool absolu. Il donna la formule du pouvoir rotatoire pour chaque rayon simple. Les conclusions de ses recherches sont :

1° Le pouvoir rotatoire augmente avec la réfrangibilité des rayons beaucoup plus vite que celui de la plupart des corps actifs.

2° Le pouvoir rotatoire décroît régulièrement avec la concentration de la solution de manière qu'il se présente comme une fonction linéaire de la quantité d'alcool. Voici les formules qu'il donne pour les raies D et C :

$$[\alpha]_C = +\ 38°549 - 8°517\ e.$$
$$[\alpha]_D = +\ 51°945 - 9°643\ e.$$

dans laquelle e représente la quantité pour *un* du dissolvant inactif.

(1) Annales de chimie et de physique, t. XXXVI, 3ᵉ série, p. 257 et 405.

(2) Annales de chimie et de physique, t. LIV, p. 403 (1858).

En 1877, Landolt (1) donna pour la formule du pouvoir rotatoire du camphre en solution dans l'alcool absolu :

$$[\alpha]_D = + 54°38 - 0,1614.\, q + 0,000369\, q^2$$

dans laquelle q représente la quantité *pour cent* du dissolvant inactif; mais il ne s'occupa nullement du pouvoir dispersif.

Je ne ferai que citer une note de Montgolfier (2) publiée en 1874, dans laquelle il étudie le rapport entre le pouvoir rotatoire du camphre en solution alcoolique pour le rayon D et son pouvoir rotatoire pour la teinte sensible.

II. *Expériences.* — Aucun des auteurs précédents n'a étudié les variations que pouvait subir le pouvoir rotatoire du camphre avec le degré de dilution de l'alcool, ni son pouvoir rotatoire en solution chloroformique ou éthérée. Pour combler cette lacune, j'ai préparé cinq séries de solutions avec les dissolvants suivants : (3)

1º L'alcool à 60º;
2º L'alcool à 88º,4 ;
3º L'alcool absolu ;
4º Le chloroforme sec ;
5º L'éther sec.

Dans chaque série (excepté pour l'alcool à 60º) j'ai

(1) Bulletin Société chimique (28) p. 70 (1877).
(2) Bulletin de la Société chimique (22) p. 487, 1874.
(3) Le camphre dont je me suis servi avait été recristallisé dans l'alcool à 90º, puis séché et fondu pour chasser toute trace d'humidité.

préparé quatre solutions de concentration croissante depuis 5 pour 100 jusqu'à 30 pour 100.

Je résumerai dans les tableaux suivants les résultats de mes observations :

1° ALCOOL A 60°

Volume de la solution..... 50 cc.3

Longueur du tube.... 2^d Température....... 20°

POIDS dans 50cc 3	$[\alpha]_D$	$[\alpha]_C$	$\dfrac{(\alpha)_D}{(\alpha)_C}$
2^s 50	+ 35°82	26°53	1,3505
5	+ 37°15	26°88	1,3820

2° ALCOOL A 88°,4

Volume de la solution..... 50 cc. 3

Longueur du tube.... 2   Température.... 20°

POIDS dans 50 cc. 3	$[\alpha]_D$	$[\alpha]_C$	$\dfrac{(\alpha)_D}{(\alpha)_C}$
2.50	39°64	29°01	1,3664
5	40°67	29°38	1,3843
10	41°84	30°44	1,3745
15	43°87	32°01	1,3705

3° ALCOOL ABSOLU

Volume........ 50 cc. 3

Longueur du tube... 2 d.   Température.... 20°

POIDS dans 50 cc. 3	$[\alpha]_D$	$]\alpha]_C$	$\dfrac{(\alpha)^D}{(\alpha)_C}$
2ᴳ 50	42°00	30°48	1,3779
5	43°08	31°32	1,3757
10	44°40	32°38	1,3712
15 (1)	45°67	33°01	1,3835

(1) Longueur du tube = 1 d.

4° ÉTHER SEC

Volume de la solution.... 50 cc. 3

Longueur du tube... 2 d.   Température... 20°

POIDS dans 50 cc.	$[\alpha]_D$	$(\alpha)_C$	$\dfrac{(\alpha)_D}{(\alpha)_C}$
2.50	55°73	41°09	1,3560
5	54 82	40 32	1,3596
10	54 93	40 32	1,3623
15 (2)	55 04	40 53	1,3580

(2) Longueur du tube = 1 d.

5° CHLOROFORME SEC

Volume........ 50 cc. 3

Longueur du tube... 2 d.   Température... 20°

POIDS dans 50 cc.	$(\alpha)^D$	$(\alpha)_C$	$\dfrac{(\alpha)^D}{(\alpha)_C}$
2.50	43°08	31° 43	1,3706
5	43 63	31 71	1,3759
10	44 57	32 38	1,3764.
15 (3)	46 10	33 49	1,3762

(3) Longueur du tube = 1 d.

TABLEAU RÉCAPITULATIF.

		Alcool à 60°	Alcool à 88°,4	Alcool absolu.	Chloro-forme	Ether
5 0/0	$[\alpha]_D$	35°,82	39°,64	42°,00	43°,08	55°,73
	$[\alpha]_C$	26°,53	29°,01	30°,48	31°,43	41°,09
	$\dfrac{(\alpha)_D}{(\alpha)_C}$	1,3501	1,3664	1,3779	1,3706	1,3560
10 0/0	$(\alpha)^D$	37°,15	40°,67	43°,08	43°,63	54°,82
	$(\alpha)_C$	26°,88	29°,38	31°,32	31°,71	40°,32
	$\dfrac{(\alpha)^D}{(\alpha)^C}$	1,3820	1,3843	1,3757	1,3759	1,3596
20 0/0	$(\alpha)_D$		41°,84	44°,40	44°,57	54°,93
	$(\alpha)_C$		30°,44	32°,38	32°,38	40°,32
	$\dfrac{(\alpha)_D}{(u)_C}$		1,3745	1,3712	1,3764	1,3623
30 0/0	$(\alpha)^D$		43°,87	45°,67	46°,10	55°,04
	$(x)_C$		32°,01	33°,01	33°,49	40°,53
			1,3705	1,3835	1,3762	1,3580

III. *Comparaison avec les résultats antérieurs.* — Si l'on compare maintenant les résultats obtenus avec ceux donnés théoriquement par le calcul des formules de Landolt et d'Arndtsen, nous verrons qu'ils concordent suffisamment.

Voici d'abord les chiffres calculés pour le rayon D à l'aide des formules :

$$(\alpha)_D = + 54°38 - 0{,}1614\, q - 0{,}000369\, q^2 \quad \text{(Landolt)}.$$

$$\text{et } (\alpha)_D = + 51^n945 - 9{,}643\, e \quad \text{(Arndtsen)}.$$

Alcool absolu (Rayon D).

Poids pour 100	q	e	Pouv. Rotatoire trouvé	Landolt	Différence	Arndtsen	Différ.
5	94	0,94	42° 00	42° 47	— 0,47	42° 88	—0,88
10	88	0,88	43 08	43 03	+ 0,05	43 46	— 0,33
20	76	0,76	44 40	44 25	+ 0,15	44 61	— 0,21
30	65	0,65	45 67	45 44	+ 0,23	45 67	0

Voici maintenant les résultats fournis par le rayon C et calculés d'après la deuxième formule d'Arndtsen.

$$(\alpha)_C = 38°549 - 8°517.$$

Alcool absolu (Rayon C).

Poids 0/0	e	Pouvoir rotatoire trouvé	Arndtsen	Différence
5	0,94	30°48	30°54	— 0,06
10	0,88	31 32	30 60	— 0,72
20	0,76	32 38	32 07	+ 0,31
30	0,65	33 01	32 91	+ 0,10

IV. *Formules nouvelles.* — On pourrait également représenter le pouvoir rotatoire du camphre par une formule dans laquelle on ferait entrer le poids du camphre dissous dans 100 cc. de solution. Cette formule serait même plus facile à appliquer que celle d'Arndtsen et de Landolt. Car, dans ces dernières, pour connaître les valeurs de q et de e il faut déterminer le poids total de la solution ou sa densité.

J'ai donc calculé pour les rayons C et D les formules qui représentent le pouvoir rotatoire du camphre dans différents dissolvants. Voici ces formules :

$$\text{Alcool absolu} \begin{cases} [\alpha]_D = 41°,270 + 0,1468\ c. \\ [\alpha]_C = 29°,974 + 0,1012\ c. \end{cases}$$

$$\text{Alcool à } 88°,4 \begin{cases} [\alpha]_D = 38°,790 + 0,1692\ c. \\ [\alpha]_C = 28°,410 + 0,0120\ c. \end{cases}$$

$$\text{Chloroforme} \begin{cases} [\alpha]_D = 42°,476 + 0,1208\ c. \\ [\alpha]_C = 31°,020 + 0,0824\ c. \end{cases}$$

c représente le poids du camphre dissous dans 100 cc. de solution. Les formules précédentes ont été calculées par une valeur de c variant de 5 à 30.

Voici maintenant un tableau donnant les chiffres calculés par ces formules et ceux obtenus par expérience :

Alcool absolu.

C	$(\alpha)_D$		Dif-férence.	$[\alpha]_C$		Dif-férence.
	Calculé	Trouvé		Calculé	Trouvé	
5	42°,00	42°,00	0	30°,48	30°,48	0
10	42°,73	43°,08	+ 0,35	30°,98	31°,32	+ 0,34
20	44°,20	44°,40	+ 0,20	31°,99	32°,38	+ 0,39
30	45°,67	45°,67	0	33°,01	33°,01	0

Alcool à 88°,4.

C	$(\alpha)_D$		Dif-férence.	$[\alpha]_C$		Dif-férence.
	Calculé	Trouvé		Calculé	Trouvé	
5	39°,63	39°,64	0,01	29°,01	29°,01	0
10	40°,48	40°,67	+ 0,19	29°,61	29°,38	— 0,13
20	42°,17	41°,84	0,33	30°,81	30°,44	— 0,58
30	43°,86	43°,87	+ 0,01	32°,01	32°,01	0

Chloroforme

C	$(\alpha)_D$		Dif-férence.	$[\alpha]_C$		Dif-férence.
	Calculé	Trouvé		Calculé	Trouvé	
5	43°,07	43°,08	+ 0,01	31°,43	31°,43	0
10	43°,68	43°,63	0,05	31°,84	31°,71	— 0,13
20	44°,89	44°,57	— 0,32	32°,66	32°,38	— 0,28
30	46°,09	46°,10	+ 0,01	33°,49	33°,49	0

V. *Conclusions*. — Des résultats précédents on peut tirer les conclusions suivantes :

1° Le pouvoir rotatoire du camphre varie avec la nature du dissolvant employé.

Son pouvoir dispersif est sensiblement constant.

2° En solution alcoolique le pouvoir rotatoire varie avec le degré alcoolique, diminuant de plus en plus à mesure que l'on s'éloigne de l'alcool absolu.

Le pouvoir dispersif reste constant.

3° Dans le chloroforme, le pouvoir rotatoire varie avec la concentration de la solution tandis que le pouvoir dispersif reste le même.

4° En solution dans l'éther sec, le pouvoir rotatoire *ne varie pas avec la concentration*; il en est de même du pouvoir dispersif.

Ainsi je pense avoir fait ressortir deux faits nouveaux : la variation du pouvoir rotatoire du camphre avec la dilution de l'alcool, et la constance de ce pouvoir rotatoire en solution dans l'éther sec.

Enfin, dernière conclusion : Le pouvoir dispersif du camphre est sensiblement constant, quels que soient le dissolvant employé et la concentration de la solution.

II. Sucre de canne.

I. *Expériences*. — J'ai employé du sucre en grains que j'ai lavé à l'alcool à 90° et que j'ai séché dans une étuve à air chaud : la température ne dépassant pas 50 degrés.

Quelques grammes de ce sucre calcinés dans une capsule de platine ne laissèrent aucun résidu. J'ai préparé ensuite cinq solutions de concentration croissante, en employant l'eau distillée comme dissolvant. Le ballon, exactement jaugé à la température de l'expérience (22°), mesurait 100 cc. 36. Les tubes étaient de 2 décimètres. Dans ces conditions, je fis une dizaine de lectures dans la lumière jaune et dans la lumière rouge, pour chaque solution observée. La moyenne de ces lectures me donnait ainsi la valeur de la déviation. Voici mes résultats :

Dissolvant : Eau distillée   Température...... 22°
Volume.... 100 cc. 36.   Longueur des tubes   2 d.

Poids	RAYON D		RAYON C		$\dfrac{(\alpha)_D^1}{(\alpha_C}$
	Déviation	$[\alpha]_D$	Déviation	$[\alpha]_C$	
5	6°,600	66°,23	5°263	52°,81	1,2538
10	13°,300	66°,73	10°,556	52°,97	1,2599
20	26°,466	66°,40	21°,072	52°,86	1,2561
30	39°,729	66°,45	31°,516	52°,71	1,2604
40	52°,983	66°,46	42°220	52°,97	1,2546
Moyenne.		66°,45		52°,86	1,257

Une seconde expérience fut faite en employant comme dissolvant l'alcool à 60°, mais la faible solubilité du saccharose dans l'alcool ne m'a pas permis de faire varier la concentration de la solution. Je donnerai seulement les chiffres d'une seule observation.

Alcool à 60°

Volume du ballon....... 100 cc. 36

Température : 22°   Longueur du tube : 2 d.

Poids	RAYON D		RAYON C		$\dfrac{(\alpha)_D}{(\alpha)_C}$
	Déviation	$(\alpha)_D$	Déviation	$(\alpha)_C$	
10	13°,290	66°,68	10°,537	52°,87	1,2612

L'alcool ne modifie donc pas notablement le pouvoir ro‑
tatoire ni le pouvoir dispersif du saccharose.

II. *Comparaison avec les résultats obtenus.* — Mes chiffres
pour [α] D se rapprochent de ceux de Tollens et de Hesse
qui ont donné pour cette valeur [α] D = + 66°50, tandis
qu'ils s'éloignent de ceux de A. Girard et de Luynes qui
donnent [α] D = + 67°31.

Si les chiffres que j'ai obtenus sont inférieurs à ceux de
Girard et de Luynes, cela tient sans doute à ce que j'ai
opéré sur du sucre du commerce retenant encore, malgré
les lavages à l'alcool, quelques traces d'impureté. Mais,
dans tous les cas, cette légère différence dans le pouvoir
rotatoire n'a eu aucune influence sur le pouvoir dispersif,
ainsi qu'on peut le voir par le tableau suivant dans lequel
je donne les valeurs trouvées par Arndtsen avec un sucre
plus pur, donnant les mêmes résultats que ceux de Girard
et de Luynes.

Arndtsen, dans des expériences exécutées par la méthode

(1) Annales de chimie et de physique, 3ᵉ série, t. LIV, p. 407.

de Fizeau et Foucault, obtint les valeurs suivantes pour les rayons D et C.

Poids 0/0	$(\alpha)_D$	$(\alpha)_C$	$\dfrac{(\alpha)_D}{(\alpha)_C}$
30	66°,86	53°,30	1,2544
40	67,°33	53°,62	1,2556
60	67°,02	53°,32	1,2569
Moyenne ..	67°,07	53°,41	1,2557

Le pouvoir dispersif trouvé par Arndtsen est donc identique à celui que j'ai obtenu par une méthode différente.

III. *Conclusions.* — Si l'on compare les valeurs du pouvoir rotatoire aux différents degrés de concentration, on voit que celui-ci reste sensiblement constant et égal en moyenne à : $[\alpha]_D = + 66°, 45$ pour le rayon D et à : $[\alpha]_C = + 52°86$ pour le rayon C ; que le pouvoir dispersif reste également constant et égal à : $\dfrac{(\alpha)^D}{(\alpha)^C} = 1,2578$, en même temps qu'il diffère de celui du camphre.

III. Lactose.

I. *Historique.* — D'après les récents travaux de Schmœger (1) le pouvoir rotatoire du sucre de lait est de :

$$[\alpha]_D = + 52°,53$$

(1) Bulletin de la Société chimique (36), p. 230, 1881, et Deutsche chem. Gesellschaft, t. XIII, p. 1922.

pour une moyenne de 32 observations effectuées avec des solutions contenant de 2 à 36 grammes de lactose pour 100. Contrairement aux données de Landolt, Hesse, Tollens et Schmitz le pouvoir rotatoire n'est pas influencé par la concentration. Toujours d'après le même auteur, l'influence de la température est telle que aux environs de 20° la rotation augmente de 0°,075 pour chaque abaissement de température de 1°.

On sait que le pouvoir rotatoire du lactose diminue assez rapidement après sa dissolution pour atteindre une valeur constante quelques heures après. Suivant Dubrunfaut le pouvoir rotatoire du lactose récemment dissous est au pouvoir rotatoire constant comme 8 : 5. C'est également le chiffre de Schmœger; d'après Hesse il serait de 3 : 2.

Je citerai pour mémoire les valeurs données au pouvoir rotatoire du sucre de lait par divers auteurs :

Poggiale	$[\alpha]_D = + 54°,2$	
Erdmann	51,5	
Berthelot	52,47	
Hope Seyler	58,2	
Schmœger	52,53	

II. *Expériences.* — Le lactose dont je me suis servi a été purifié par deux cristallisations dans l'eau distillée. Après l'avoir essoré à la trompe et lavé à l'alcool à 95°, je l'ai fait sécher dans une étuve à air chaud dont la température ne dépassait pas 50°. Dans ces conditions le lactose conserve sa molécule d'eau de cristallisation et la formule reste :

$$C^{24} H^{22} O^{22} + H^2 O^2$$

J'ai étudié successivement dans les expériences suivantes :

1° La variation des pouvoirs rotatoires $[\alpha]_D$ et $[\alpha]_C$ en fonction du temps;

2° L'influence de la concentration sur les pouvoirs rotatoires $[\alpha]_D$ et $[\alpha]_C$;

3° Le rapport entre le pouvoir dispersif du lactose et celui du saccharose.

A. *Variation du pouvoir rotatoire en fonction du temps*

Volume de la solution... 100 cc. 36   Poids du lactose.... 5 gr.
Longueur du tube... 2 d.   Température... 23°

Temps	Heures	Minutes	Déviation.	$[\alpha]_D$	Temps	Heures	Minutes	Déviation	$[\alpha]_D$
0	1	25	Solution	Solution	0 55'	2	20	6°,533	65°,60
5		30	8°,166	81°,95	1 h.		25	6°,433	64°,60
10'		35	7°,933	79°,62	5		30	6°,333	63°,60
15'		40	7°,733	77°,60	10		35	6°,233	62°,60
30'		55	7°,233	72°,60	35	3	00	5°,900	59°,21
35'	2 h.		7°,010	70°,35	2 55'	4	20	5°,266	52°,84
40'		05	6°,933	69°,60	Le lendemain			5°,266	52°,84
45'		10	6°,800	68°,24					
50'		15	6°,666	66°,84					

Si l'on prend comme abscisses des longueurs proportionnelles aux temps, et pour ordonnées les pouvoirs rotatoires, on pourra construire la courbe des variations du
pouvoir rotatoire en fonction du temps. On voit que le
rapport entre le pouvoir rotatoire initial et le pouvoir
rotatoire final est sensiblement de 8 : 5, comme l'avaient
indiqué Schmœger et Dubrunfaut. Lorsque la solution
employée eut atteint son minimum de déviation, je l'observai dans la lumière rouge et j'obtins les chiffres suivants :

Poids	RAYON D		RAYON C		$\dfrac{(\alpha)_D}{(\alpha)_C}$
	Déviation	$(\alpha)_D$	Déviation	$(\alpha)_C$	
5	5°226	52°84	4°191	42°06	1,2565

Pour m'assurer si le pouvoir rotatoire pour le rayon C
variait de la même manière que pour le rayon D, je fis
trois séries d'expériences nouvelles. Il résulte de ces expériences que la variation suit la même marche dans le
rouge que dans le jaune, c'est-à-dire que le pouvoir dispersif est constant pendant toute la durée du phénomène
Mais les chiffres que j'ai obtenus paraissent différents pour
chaque série d'expériences. Cela tient à ce que, par suite
de la rapidité d'observation, il était impossible de faire
plusieurs lectures dans différentes positions du tube, et
de corriger ainsi l'erreur notable provenant d'irrégularités dans les fermetures de ce même tube. Aussi voit-on
tantôt le pouvoir dispersif $\dfrac{(\alpha)_D}{(\alpha)_C}$ rester constamment

égal à 1,23-1,24 et tantôt à 1,27-1,28. Mais, lorsque le minimum étant atteint, on prend comme pouvoir rotatoire [α] c une moyenne de 10 à 12 lectures, on voit le pouvoir dispersif revenir au chiffre constant de 1,25. Dans toutes ces observations le rapport entre le pouvoir rotatoire initial et le pouvoir rotatoire final a toujours été de 8 : 5.

B. *Variation de* $(\alpha)_D$ *et de* $(\alpha)_C$ *en fonction du temps.*

Poids du lactose: 5 gr.   Volume de la solution : 100 cc.

Longueur du tube : 2 d.   Température : 20°

Temps	Heures.	Minutes	$(\alpha)_D$	$(\alpha)_C$	$\dfrac{(\alpha)_D}{(\alpha)_C}$
0	9		Solution	«	«
10'		10	82°,66	66°,66	1,240
15'		15	80°,00	63°,33	1,263
20'		20	78°,00	61°,00	1,278
25'		25	76°,66	60°,80	1,250
30'		30	75°,00	59°,40	1,262
45'		45	70°,10	55°,33	1,266
1 h.	10	0	68°,00	53°,33	1,275
15'		15	64°,66	52°,00	1,242
30'		30	62°,23	49°,33	1,261
45'		45	60°,33	«	«
2 h.	11		58°,33	46°,00	1,263
4 h.	1		53,33	42°,88	1,243
Le lendemain.........			52°,33	41°,83	1,251

C. *Solution de lactose faite à chaud.*

15 gr. de lactose furent dissous dans environ 70 cc. d'eau en portant le tout à l'ébullition, puis après refroidissement à 22° (température du laboratoire) le volume de 100 cc. 36 fut complété avec de l'eau distillée possédant elle-même cette température. La solution observée dans un tube de 2 décimètres m'a donné :

	Temps	RAYON D		RAYON C		$\dfrac{(\alpha)_D}{(\alpha)_C}$
		Déviation	$(\alpha)_D$	Déviation	$(\alpha)_C$	
Poids 15 g.	1er jour	15°700	52°52	15°,533	41°92	1,2552
	2e jour	15°766	52,74	12°,500	41°81	1,2614
	3e jour	15°711	52,59	12°,441	41°62	1,2611
	Moyenne.		52°,61		41°78	1,2592

D. *Solutions de lactose de diverses concentrations.* — Des solutions de lactose contenant 2, 5, 10 et 20 grammes de sucre pour 100 cc. 36 furent examinées successivement. Chaque déviation donnée est la moyenne de 6 à 12 lectures.

Nous résumerons les résultats dans le tableau suivant en y ajoutant les nombres déjà obtenus pour les solutions à 5 et à 15 0/0.

Température	Poids	Rayon D		Rayon C		$\dfrac{(\alpha)_D}{(\alpha)_C}$
		Déviation	$[\alpha]_D$	Déviation	$[\alpha]_C$	
20°	2	2°,066	51°,83	1°,642	41°,20	1,2580
20°	5	5°,233	52°,52	4°,160	41°,75	1,2580
23°	5		52°,84		42°,06	1,2565
20o	10	10°,416	52°,26	8°,387	42°,08	1,2419
22°	15		52°,61		41°,78	1,2592
20°	20	20°,856	52°,33	16°,500	41°,39	1,2643
Moyenne			52°,37		41°,58	1,2594

III. *Conclusions*. — Le lactose a un pouvoir rotatoire qui ne varie pas avec la concentration.

Le rapport entre le pouvoir rotatoire au début de la solution et le pouvoir rotatoire final est constant et égal à : 8 : 5.

Son pouvoir dispersif est le même que celui du saccharose.

Il reste constant pendant tout le temps que met la solution à atteindre son pouvoir rotatoire minimum.

Il ne varie pas avec la concentration de la solution.

IV. — MALTOSE.

I. *Historique.*—J'ai dû rapporter au maltose anhydre les valeurs des pouvoirs rotatoires trouvés, comme l'ont fait les auteurs qui se sont occupés de la question et qui ont donné pour $[\alpha]$ D les chiffres suivants :

Soxhlet (1) $[\alpha]_D$ $= + 139°,3$
Steiner (2) $= + 138,9$
Meissl (3) $= + 140,375 - 0,01837\ p - 0,095\ t.$
    dans laquelle $p =$ poids du maltose renfermé dans 100 cc. de liquide et $t =$ la température à laquelle se fait l'observation.
Bourquelot $+ 138,4$

II. *Expérience.* — J'ai employé dans les expériences suivantes du maltose cristallisé qui a été mis obligeamment à ma disposition par mon collègue, M. Bourquelot. Je me suis contenté de maintenir ce maltose pendant quelques heures dans une étuve à air chaud dont la température ne dépassait pas 50°. Dans ces conditions il renferme une molécule d'eau de cristallisation suivant sa formule :

$$C^{24} H^{22} O^{22} + H^2 O^2$$

On sait que le maltose contrairement à ce qui a lieu pour le lactose et le glucose possède un pouvoir rotatoire

(1) Journal f. prakt. chemie (2), t. XXI, p. 276, 1879.
(2) Chem. News, vol. XLIII, p. 54, 1881.
(3) Journal f. prakt. chemie (2), t. XXV, p. 14, 1882.

qui va en croissant dans les premiers instants qui suivent la dissolution faite à froid et qui atteint un maximum au bout de quelques heures.

Comme pour le lactose j'ai étudié cette variation pour le rayon jaune et pour le rayon rouge.

Poids du maltose cristallisé $= 3_G$ ce qui correspond à maltose anhydre $= 2,85$

Volume de la solution $= 50$ cc. 3   Température, 20°.

Temps	Heure des observations.	Rayon D		Rayon C		$\dfrac{(\alpha'_D}{(\alpha'_C}$
		Déviation	$[\alpha]_D$	Déviation	$[\alpha]_C$	
0	9 h.	Solution	»	»	»	»
10'	10'	13°,566	119°,70	10°,600	93°,53	1,279
15'	15'	13°,733	121°,17	10°,733	94°,70	1,278
30'	30'	14°	123°,53	11°,00	97°,06	1,270
45'	45'	14°,333	126°,47	11°,333	100°,00	1,264
1	10 h.	14°,566	128°,53	11°,500	101°,47	1,266
15'	15'	14°,700	129°,71	11°,666	102°,93	1,260
30'	30'	14°,800	130°,59	11°,766	103°,82	1,257
45'	45'	15°	132°,36	11°,933	105°,29	1,257
2	11 h.	15°,083	132°,65	12°,000	105°,88	1,252
Le lendemain......		15°,533	137°,06	12°,308	108°,60	1,260

Ici encore il est facile de construire la courbe des variations du pouvoir rotatoire du maltose en fonction du temps. On y verra un parallélisme parfait entre la courbe du rayon jaune et celle du rayon rouge.

Solution de maltose faite à chaud. — 5 grammes de maltose cristallisé correspondant à 4 gr. 75 de maltose anhydre furent dissous à chaud dans de l'eau distillée et le volume de la solution après refroidissement à 20° fut amené exactement à 100 cc. 36.

Voici les chiffres que j'ai obtenus :

Poids du Maltose anhydre, 4gr. 75 | Volume de la solution, 100 cc. 36,
Température.. 20°   Longueur du tube.. 2 d.

Déviation	$(\alpha)_D$	Déviation	$(\alpha)_C$	$\dfrac{(\alpha)_D}{(\alpha)_C}$
13°,016	137°,43	10°,308	108°,75	1,263

III. *Conclusions.* — Le pouvoir dispersif du maltose est le même que celui du saccharose et du lactose.

Tandis que le pouvoir rotatoire va en croissant dès les premiers moments de la dissolution du maltose dans l'eau froide, le pouvoir dispersif reste constant pendant toute la durée du phénomène.

V. — GLUCOSE.

I. *Expériences.* — J'ai opéré sur du glucose cristallisé dans l'alcool à 95° et desséché à la température de 50°. Les chiffres donnés se rapportent au glucose renfermant une molécule d'eau de cristallisation.

Ici encore nous nous trouvons en présence d'un corps

dont le pouvoir rotatoire subit des modifications pendant le temps qui suit sa dissolution faite à froid. Comme le lactose, le pouvoir rotatoire d'abord très élevé décroît rapidement pour atteindre son minimum quelques heures après. Mais tandis que pour le lactose le rapport entre le pouvoir rotatoire initial et le pouvoir rotatoire final était de : 8 : 5, il est ici de 2 : 1.

1° *Solution de glucose*

Volume de la solution. 100 cc   Température. 21°
Longueur du tube............. 2 d.

Poids	Déviation	$[\alpha]_D$	Déviation..	$[\alpha]_C$	$\dfrac{(\alpha)_D}{(\alpha)_C}$
9.54	10°,033	+ 52°,58	7°,977	+ 41°,80	1,257

2° *Etude des variations du pouvoir rotatoire en fonction du temps.*

Je résumerai dans le tableau suivant les observations faites sur une solution de glucose à 10 0/0 dans le but de voir si le pouvoir dispersif subit des modifications pendant la durée de la variation.

Poids du glucose... 10 Volume de la solution... 100^{cc}
Température..... 21° | Longueur du tube..... 2^d

Temps	Heure de l'observation.	Rayon D		Rayon C		$\dfrac{[\alpha]_D}{[\alpha]_C}$
		Déviation	$[\alpha]_D$	Déviation	$[\alpha]_C$	
0 h.	1 h. 45'	solution	»	»	»	»
5'	50'	20°,43	102°,1	»	»	»
10'	55'	19°,50	97°,5	15°,56	77°,8	1,253
15'	2 h.	18°,73	93°,6	15°,06	75°,3	1,243
25'	10'	17°,26	86°,3	13°,70	68°,5	1,259
35'	20'	16°,06	80°,3	12°,93	64°,6	1,243
55'	40'	14°,36	71°,8	11°,32	56°,6	1,268
1 h. 05	50'	13°,60	68°,0	10°,86	54°,3	1,252
15'	3 h.	13°,00	65°,0	10°,26	51°,3	1,267
45'	30'	11°,90	59°,5	9°,33	40°,65	1,277
2 h. 25'	4 h. 10'	11°,16	55°,58	8°,73	43°,65	1,273
Le lendemain....		10°,60	53°,0	8°,46	42°,30	1,252

$$\text{Moyenne du rapport } \frac{(\alpha)_D}{(\alpha)_C} = 1{,}2587$$

II. *Conclusions.* — 1° On peut considérer comme constant le pouvoir dispersif pendant toute la durée des observations ; les écarts que l'on observe sont dûs à ce qu'on ne peut faire qu'une seule lecture pour chaque déviation.

2° Le pouvoir dispersif est le même que celui du saccharose, du lactose et du maltose.

Le rapport entre le pouvoir rotatoire initial et le pouvoir rotatoire final est égal à $2:1$.

REMARQUE SUR LE POUVOIR DISPERSIF DES SUCRES

Tous les sucres que j'ai observés possèdent donc le même pouvoir dispersif tout en ayant chacun un pouvoir rotatoire spécifique différent.

Ce pouvoir dispersif inférieur à celui du camphre est le même que celui du quartz donné par Broch. Comme on peut le voir par le tableau suivant.

Corps	$\dfrac{[\alpha]^{D}}{[\alpha]^{C}}$	OBSERVATIONS
Quartz....	1,256	(Broch)
Saccharose	1,257	
Lactose....	1,259	
Maltose...	1,262	
Glucose...	1,258	

VI. — CHOLESTÉRINE.

I. *Historique.* — Lindenmeyer (1) a donné pour le pouvoir rotatoire de la cholestérine en solution dans l'éther et dans le chloroforme les formules suivantes :

$$\text{Ether........} \quad [\alpha]_D = -31,59.$$
$$\text{Chloroforme..} \quad [\alpha]_D = -36,61 + 0,249.\, c.$$

(1) Annales de Liebig, t. CXCII, p. 175.

c représente le poids de cholestérine renfermé dans 100 centimètres cubes de solution chloroformique.

Les chiffres que j'ai obtenus sont identiques avec ceux de Lindenmeyer.

II. *Expériences*. — J'ai employé dans ces expériences de la cholestérine tirée de calculs biliaires et purifiée par trois cristallisations dans l'alcool à 90°.

Dans ces conditions la cholestérine possède une molécule d'eau d'hydratation suivant sa formule :

$$C^{54}H^{44}O^2 + H^2O^1$$

J'ai fait usage comme dissolvant de chloroforme et d'éther secs. Je n'ai pas employé l'alcool parce que la solubilité de la cholestérine dans ce liquide est assez faible.

Les chiffres donnés pour le pouvoir rotatoire se rapportent à la cholestérine anhydre.

Chloroforme.

Température = 19°   Longueur du tube = 2 d.

Poids dans 100 cc. 6	$[\alpha]_D$	$[\alpha]_C$	$\dfrac{(\alpha)_D}{(\alpha)_C}$	$(\alpha)_D$ Calculé par la formule de Lindenmeyer
2	— 37°,49	— 28°,22	1,328	— 37,20
2	— 37°,72	— 28°,34	1,330	— 37,20
5.11	— 38°,58	— 29°,53	1,309	— 37,48

Éther sec.

Température.. 16°5   Longueur du tube.. 2 d.

Température .	Poids 100 cc. 6	$[\alpha]_D$	$[\alpha]_C$	$\dfrac{(\alpha)^D}{(\alpha)^C}$
16°5	3,46	— 31°,48	— 23°,78	1,325

Lindenmeyer donne pour la valeur de $[\alpha]_D$ = 31°59.

III. *Conclusions.* — Le pouvoir rotatoire de la cholestérine varie avec le dissolvant :

Le pouvoir dispersif ne varie pas.

Le pouvoir dispersif de la cholestérine est différent de celui des sucres. Il est plus grand que ce dernier, mais inférieur à celui du camphre. Sa valeur moyenne est de

$$\frac{[\alpha]_D}{[\alpha]_C} = 1,323.$$

VII. — CHLORHYDRATE DE MORPHINE.

I. *Historique.* — Le pouvoir rotatoire du chlorhydrate de morphine a été donné par Hesse pour la raie D du Sodium. Ce qui n'empêche pas l'auteur d'employer la notation défectueuse $[\alpha]_J$. D'après lui le pouvoir rotatoire du chlorhydrate de morphine diminue avec la concentration, de sorte qu'on peut l'exprimer par la formule.

$$(\alpha)_D = — 100°67 — 1°14\ c.$$

c étant le poids du sel contenu dans 100cc. de solution.

II. *Expériences.* — J'ai purifié le chlorydrate de morphine dont j'ai fait usage par une cristallisation dans l'eau. Puis j'ai fait sécher le sel cristallisé à 100°–110° de manière à opérer sur le sel anhydre ; mais dans la détermination du pouvoir rotatoire, j'ai tenu compte des trois molécules d'eau de cristallisation du sel, de sorte que $[\alpha]_D$ et $[\alpha]_C$ correspondent au chlorhydrate de formule :

$$C^{34}H^{19}\,Az\,O^6 + 3H^2O^2$$

Je n'ai employé qu'un seul dissolvant : l'eau distillée. Voici les résultats de deux observations:

Température de l'observation......... 19°,
Volume de la solution 100 cc. 6. Longueur des tubes employés 2 d.

	Poids pour 100 cc. 6	Deviation ..	$[\alpha]^D$	Déviation...	$[\alpha]^C$	$\dfrac{[\alpha]_D}{[\alpha]_C}$
A	1.656	— 3°183	— 96°67	— 2°475	— 75°17	1,286
B	4.680	— 8°966	— 95°95	— 6°988	— 74°78	1,283

Les valeurs trouvées pour $[\alpha]_D$ justifient la formule de Hesse. En effet, nous avons par exemple pour la formule B :

	Valeur trouvée	Valeur calculée
$[\alpha]_D =$	— 95°95	— 95°98

Pour la formule A les résultats sont un peu différents car on a :

$[\alpha]_D$	— 96°67	— 98°41

(1) Annalen der chemie, t. CLXXVI. p. 189. 1875.

III. *Conclusions.* — Quoiqu'il en soit, le pouvoir dispersif du chlorhydrate de morphine est en moyenne

$$\frac{(\alpha)_D}{(\alpha)_C} = 1,284..$$

Il ne varie pas, comme le pouvoir rotatoire, avec la concentration.

Il est supérieur à celui des sucres.

VIII. Codéine

I. *Historique.* — Hesse (1) en 1875 a déterminé le pouvoir rotatoire de la codéine en solution dans l'alcool à 97° et a trouvé pour la codéine à 1 molécule d'eau de cristallisation, $C^{36}H^{21}AzO^6 + H^2O^2$, la valeur suivante : $[\alpha]_D = -135°8$

La concentration de la solution n'a pas d'influence sur la valeur de $[\alpha]_D$, contrairement à ce qui se passe avec la morphine.

II. *Expérience.* — J'ai examiné le pouvoir rotatoire de la codéine et son pouvoir dispersif dans deux dissolvants : l'alcool absolu et le chloroforme sec.

(1) Annalen der chemie und pharmacie, t. 176, p. 189.

Voici les résultats obtenus :

Dissolvant : 1° Alcool absolu.

Poids de la codéine   = 3,724   Température   = 20°5
Volume de la solution = 100^{cc}6   Longueur du tube   = 2^d .

Déviation	$(\alpha)_D$	Déviation	$(\alpha)_C$	$\dfrac{(\alpha)_D}{(\alpha)_C}$
— 9°,95	— 134°,24	— 7°,91	— 106°,86	1.256

Dissolvant : 2° Chloroforme.

Poids de la codéine = 2,38   Volume de la solution = 100^{cc}6
Température   = 21°   Longueur du tube   =   2^d

Déviation	$(\alpha)_D$	Déviation	$(\alpha)_C$	$\dfrac{(\alpha)_D}{(\alpha)_C}$
— 5°43	— 114°82	— 4°24	— 89°63	1,281

III. *Conclusions.* — Le pouvoir dispersif de la codéine est plus faible que celui du chlorhydrate de morphine et est très voisin, sinon égal à celui des sucres. Il ne varie pas sensiblement avec la nature du dissolvant.

IX. BRUCINE

I. *Historique.* — La brucine cristallisée correspond à la formule $C^{46} H^{26} Az^2 O^8 + 4 H^2 O^2$. Elle est efflorescente. En 1873 (1) Oudemans lui trouva comme pouvoir rotatoire en solution alcoolique et chloroformique les valeurs suivantes :

Dissolvant	Concentration	$(\alpha)_D$
Alcool	0,054	— 85°
Chloroforme......	0,019	— 127°
«	0,049	— 119°

II. *Expériences.* — J'ai examiné son pouvoir rotatoire dans deux dissolvants : l'alcool absolu et le chloroforme, après avoir pris soin de la dessécher à 100°–110°.

Les chiffres donnés se rapportent donc à la brucine anhydre et sont d'accord avec ceux d'Oudemans, en tenant compte du degré de concentration de la solution observée.

Dissolvant : Alcool absolu.

Poids de la Brucine = 1 g. 737. Volume de la solution : 50 cc. 18.
Longueur du tube. = 2 d. Température......... 20°

Concentration	Déviation	$[\alpha]_D$	Déviation	$[\alpha]_C$	$\dfrac{(\alpha)_D}{(\alpha)_C}$
0,034	— 5°986	— 86°46	— 4°42	— 63°84	1,354

(1) Journal de Pharmacie et de Chimie (4) t. 18, p. 251.

Grimbert 4

Dissolvant : Chloroforme.

Poids de la brucine = 3 g. 765.   Volume de la solution = 50 cc. 3.
Longueur du tube = 2 d.   Température........ = 20°

Concentration	Déviation	$[\alpha]_D$	Déviation	$[\alpha]_C$	$\dfrac{[\alpha]_D}{(\alpha)^C}$
0°,0753	— 18°,816	— 125°,68	— 13°,825	— 92°,35	1,360

III. *Conclusions.* — De tous les corps examinés jusqu'ici, c'est avec le camphre celui dont le pouvoir dispersif est le plus considérable. On peut constater qu'il ne varie pas avec le dissolvant.

X. QUININE

I. *Préparation.* — Je donnerai plus loin les pouvoirs rotatoires de la quinine anhydre et de l'hydrate de quinine; ce dernier répondant à la formule : $C^{40} H^{24} Az^2 O^4 + 3 H^2 O^2$. J'ai préparé l'hydrate de quinine de la façon suivante : 50 grammes de sulfate de quinine basique furent dissous dans 1 litre d'eau distillée à l'aide de 56 gr. d'acide sulfurique au dixième. Versant alors 60 gr. d'ammoniaque dans la solution, je précipitai la quinine et laissai le tout en contact pendant 14 heures. Je lavai alors à l'eau distillée l'hydrate cristallin formé, jusqu'à ce que l'eau de lavage ne se troublât plus par le chlorure de baryum, puis après l'avoir fait sécher à l'air, je l'ai desséché à 100°-110°, de manière à obtenir la quinine anhydre. En tenant compte des 3 molécules d'eau de cristallisation de l'hydrate de quinine, il est facile d'obtenir par le calcul, le pouvoir rotatoire de cet hydrate.

II. *Historique.* — Hesse (1) donne comme formule du pouvoir rotatoire de la quinine hydratée. $[\alpha]_D = -145,2 - 0,657\,p$.

Pour la quinine anhydre, Oudemans (2) donne le chiffre $(\alpha)_D = -165,10$ se rapportant à une concentration de 3 0/0 et à une température de 20°.

III. *Expériences.* — Voici les chiffres que j'ai trouvés :

1° Alcool absolu.

Poids de la quinine anhydre $= 1,813$ Volume de la solution $= 50^{cc}18$
Longueur du tube $=$ 2^d Température $=$ 20°

Déviation	$(\alpha)_D$	Déviation	$(\alpha)_C$	$\dfrac{(\alpha)_D}{(\alpha)_C}$
— 11°,933	— 165°,41	— 8°,79	— 125°,91	1,313

Comme on le voit, j'ai obtenu le même chiffre que Oudemans.

(1) Annalen der chemie und pharmacie, t. CLXXVI.
(2) Annalen der chemie und pharmacie, t. CLXXXII, p. 33, et Journal de pharmacie et de chimie (5), t. IX, p. 338.

Pour l'hydrate de quinine nous aurions les valeurs suivantes :

Déviation...	(α)D	Déviation	(α)C	$\dfrac{(\alpha)\text{D}}{(\alpha)\text{C}}$
2,115	— 141°,55		— 106°,79	1,313

La formule de Hesse nous donnerait — 142,42.

2° *Chloroforme.*

Poids de la quinine anhydre 1,965   Température............... 20°
Volume de la solution... 50 cc. 18   Longueur du tube........ 2^d

Déviation	$[\alpha]$D	Déviation	$[\alpha]$C	$\dfrac{(\alpha)\overline{\text{D}}}{(\alpha)\text{C}}$
— 7°,861	— 100°,34	— 5°,975	— 76°,03	1,302

IV. *Conclusions.* — Le pouvoir dispersif de la quinine ne varie pas avec la nature du dissolvant. Il est supérieur à celui des sucres.

XI. CHLORHYDRATE DE QUININE BASIQUÉ.

I. *Expériences.* — De l'hydrate de quinine fut traité par de l'acide chlorhydrique étendu jusqu'à dissolution à chaud. Après complet refroidissement, des cristaux se déposèrent. Le liquide surnageant fut examiné au polarimètre. 10 cent. cubes évaporés laissèrent un résidu de 0 gr.530 de chlorhydrate de quinine basique, représentant 5 gr. 20 de sel anhydre ou 5 gr. 719 de sel hydraté, d'après la formule :

$$C^{40}\, H^{24}\, Az^{2}\, O^{4}\, Hcl + 2\, H^{2}\, O^{2}.$$

Les déviations observées sont les suivantes ;

Dissolvant : Eau distillée.

Poids du sel : anhydre = 5,200 Longueur des tubes   = 2_d
     —   hydraté = 5,719 Température   = 20^a
Volume de la solution = 100^{cc}

Déviation	$(\alpha)^D$	Déviation	$(\alpha)c$	$\dfrac{(\alpha)c}{(\alpha)D}$
— 16°,26	— 156°,34	— 12°,337	— 118°,62	1,317
Les déviations précédentes calculées pour le sel hydraté donnent :				
	— 124°,21		— 107°,89	1,317

II. *Conclusions.* — Le chlorhydrate a le même pouvoir dispersif que la quinine.

XII. SULFATE NEUTRE DE QUININE.

I. *Historique.* — Le sulfate neutre ou sulfate acide de quinine répond à la formule : $C^{40}H^{24}Az^2O^4S^2H^2O^8 + 7\,H^2O^2$

Son pouvoir rotatoire en solution aqueuse serait d'après Hesse : (1)

$$(\alpha)_D = -164,85 - 0,31\ p.$$

(1) Annalen der Chemie und Pharmacie, t. CLXXVI.

Il diminuerait avec la concentration de la solution. Oudemans (2) donne un chiffre fort différent

$$(\alpha)_D = -213,17$$

Et ne tient pas compte de la concentration.

II. *Expériences*. — J'ai préparé du sulfate neutre de quinine d'après les indications du codex de 1884, et je lui ai fait subir trois cristallisations dans l'eau distillée.

J'ai préparé ensuite deux solutions de concentration différente, en tenant compte de l'eau contenue dans le sel de quinine séché simplement à l'air.

Je donnerai dans les tableaux suivants les pouvoirs rotatoires trouvés pour le sel à 7 molécules d'eau et pour le sel considéré comme anhydre.

Dissolvant = Eau distillée.
Température, 19°. — Longueur des tubes, 2ᵈ

Sel anhydre

Poids 0/0	Déviation	$(\alpha)_D$	Déviation	$(\alpha)_C$	$\dfrac{(\alpha)_D}{(\alpha)_C}$
2,22	— 9°,33	— 210°,20	— 7°,50	— 158°,78	1,323
4,44	— 18°,35	— 206°,73	— 13°,93	— 156°,78	1,312
Sel hydraté					
2,882		— 161°,89		— 122°,27	1,323
5,765		— 159°,21		— 120°,82	1,312

(2) Loc. cit.

Dissolvant = Alcool à 88°,4.

Température, 20°. — Longueur des tubes, 2^d

Sel anhydre

Poids 0/0	Déviation	$(\alpha)_D$	Déviation	$(\alpha)_C$	$\dfrac{(\alpha)_D}{(\alpha)_C}$
1,515	— 5°,49	— 181°,22	— 4°,166	— 137°,49	1,315

Sel hydraté

| 1,966 | | — 151°,09 | | — 105°,09 | 1,315 |

III. *Conclusions.* — Les chiffres trouvés sont un peu inférieurs à ceux de Hesse. Néanmoins j'ai cru devoir les donner, parce qu'ils font voir nettement que le rapport $\dfrac{(\alpha)_D}{(\alpha)_C}$ reste constant, quel que soit l'acide combiné à la base, quels que soient le dissolvant et le degré de concentration de la solution.

XIII. SULFATE DE CINCHONINE BASIQUE.

Ce sel répond à la formule :

$$2\,(C^{38}\,H^{12}\,Az^2\,O^2)\,S^2\,H^2\,O^8 + 2H^2\,O^2$$

Je me suis servi de sulfate de cinchonine recristallisé dans l'eau distillée.

Voici les résultats obtenus pour le pouvoir dispersif en employant 3 dissolvants différents.

T.	Poids du sel anhydre 0/0 cc.	Déviation.	$(\alpha)_D$	Déviation.	$[\alpha]_C$	$\dfrac{(\alpha)_D}{(\alpha)_C}$
1° *Eau distillée.*						
20°	1,960	+ 5°,28	+ 164°,38	+ 4°,166	+ 129°,70	1,267
2° *Alcool absolu.*						
20°	4,50	+ 18°,25	+ 202°,55	+ 14°,38	+ 159°,60	1,268
3° *Chloroforme.*						
20°	2,70	+ 6°,253	+ 151°,03	+ 4°,268	+ 119°,10	1,268

Conclusions. — Le pouvoir dispersif du sulfate de cinchonine est plus faible que celui du sulfate de quinine. Il ne varie pas avec la nature du dissolvant.

Il se rapproche de celui du quartz et des sucres.

XIV. STRYCHNINE

I. *Expériences.* — Je me suis servi de deux échantillons de strychnine de provenance différente, que je désignerai par les lettres A et B. Je les fis tous deux recristalliser dans l'alcool et je ne les examinai qu'après dessication complète. Aucun ne donnait de coloration par l'acide azotique.

Chaque échantillon me donna un pouvoir rotatoire différent, et aucun des deux ne s'accordait avec les formules données par Oudemans :

$$\text{Alcool à } 80° \ (\alpha)_D = \quad - \ 128°$$
$$\text{Chloroforme. } (\alpha)_D = \quad - \ 130°$$
$$- \ 137°,7$$
$$- \ 140°,7$$

pour des concentrations décroissantes, 0,0400 ; 0,0225 ; 0,0150.

Néanmoins le pouvoir dispersif est resté constant. Voici d'ailleurs les chiffres obtenus.

Dissolvant : Chloroforme.

Température......... = 19°   Longueur des tubes...   2 d.

ECHANTILLON A

Poids 100cc	Déviation	$(\alpha)^D$	Déviation	$(\alpha)^C$	$\dfrac{(\alpha)^D}{(\alpha)^C}$
1,864	— 5°416	— 146°15	— 4°07	— 110°01	1,328
2,400	— 6°970	— 146°12	— 5°32	— 111°56	1,309
2,566	— 7°425	— 145°54	— 5°65	— 110°75	1,314

ECHANTILLON B

Poids 100cc	Déviation	$(\alpha)^D$	Déviation	$(\alpha)^C$	$\dfrac{(\alpha)^D}{(\alpha)^C}$
2 c 45	— 6°94	— 141°71	— 5°28	— 107°,91	1,313

Dissolvant : Alcool à 80°

Température......... $= 19°$ Longueur des tubes...   2 d.

Echantillon A

Poids pour 100cc6	Dév.	$(\alpha)_D$	Dév.	$(\alpha)_C$	$\dfrac{(\alpha)_D}{(\alpha)^C}$
0,730	— 1"685	— 115°83	— 1°28	— 87°99	1,316
0,840	— 1°983	— 118°03	— 1°522	— 90°59	1,302

Echantillon B

| 0,987 | — 1°68 | — 107°24 | — 1°287 | — 81°79 | 1,311 |
| 0,92 | — 1°94 | — 105°65 | — 1°450 | — 79°80 | 1,323 |

II. *Conclusions.* — Malgré la différence considérable qui existe entre le pouvoir rotatoire de la strychnine en solution chloroformique et son pouvoir rotatoire en solution alcoolique, le pouvoir dispersif reste constant.

XV. ESSENCE DE TÉRÉBENTHINE.

Wiedmann (1) en employant la méthode de Foucaut et Fizeau, avait obtenu pour chaque raie du spectre les déviations suivantes :

B	C	D	E	F	G
— 21.5	— 23.4	— 29.3	— 36.8	43.6	55.9

(1) Annalen der Chemie. 82. p. 215,

Ce qui donne le rapport $\dfrac{D}{C} = 1{,}2525$

Dans ce cas l'essence de térébenthine examinée par Wiedmann, aurait un pouvoir dispersif semblable à celui du quartz et des sucres.

Une essence de térébenthine rectifiée, provenant du laboratoire de M. Bouchardat, examinée dans un tube de 1 décimètre, m'a donné les déviations suivantes :

Déviation $(\alpha)_D$	Déviation $(\alpha)_C$	$\dfrac{(\alpha)_D}{(\alpha)_C}$
— 35°46	— 28°57	1,241

Je suis donc encore une fois d'accord avec Wiedmann en employant une méthode différente.

REMARQUE

Si maintenant on jette un coup d'œil d'ensemble sur tous ces résultats, on verra que tous les corps examinés peuvent, par leur pouvoir dispersif se partager en plusieurs groupes. Mais on verra aussi que les substances qui se trouvent ainsi réunies n'offrent entre elles aucune relation. C'est ainsi que le saccharose se trouve placé à côté du quartz et de l'essence de térébenthine ; la strychnine à côté de la quinine et de la cholestérine ; la brucine à côté du camphre comme on le voit par le tableau suivant :

Pouvoir dispersif.	1,25 à 1,27	1,28	1,30 à 1,32	1,35 à 1,38
NOM DES SUBSTANCES	Quartz.	Chlorhydrate de morphine.	Strychnine.	Camphre.
	—		—	—
	Essence de térébenthine.			
	—		Cholestérine.	Brucine.
	Saccharose.			
	Lactose.		—	
	Glucose.			
	Maltose.		Quinine hydratée.	
	—		Quin. anhyd.	
	Codéine.		—	
	—		Chlorhydrate de quinine.	
	Sulfate de cinchonine.		—	
	—		Sulfat. neutre de quinine.	
			—	

CONCLUSIONS

Il résulte de mes expériences :

1º Que pour les corps étudiés ci-dessus, le pouvoir dispersif reste constant, quelle que soit la concentration de la solution.

2º Que le pouvoir dispersif des corps, dont le pouvoir rotatoire spécifique varie en fonction du temps, reste constant pendant toute la durée du phénomène.

3º Que pour un même corps, il varie à peine avec la nature du dissolvant.

4º Que chaque substance a un pouvoir dispersif propre, et qu'il n'existe aucune relation entre la dispersion et la constitution chimique des corps. Toutefois nous ferons remarquer que les sucres possèdent tous le même pouvoir dispersif.

Cette variété dans les pouvoirs dispersifs est cause qu'il est impossible de transformer par le calcul les anciens pouvoirs rotatoires $[\alpha]_R$, en nouveaux $[\alpha]_D$.

En effet, Bouchardat père, dans le remarquable travail sur le pouvoir rotatoire des alcaloïdes qu'il publia en 1843, émet cette opinion, que le pouvoir dispersif de ces derniers est constant et égal à : $\dfrac{(\alpha)_r}{(\alpha)_j} = \dfrac{23}{30}$. Aussi se sert-il, pour déterminer $(a)r$, tantôt d'un verre rouge, tantôt de la teinte sensible. Dans ce dernier cas, il ramène le pouvoir rotatoire $[\alpha]j$ au pouvoir rotatoire $[\alpha]r$, à l'aide d'un simple calcul proportionnel. De plus, nous avons démontré dans le cours de nos expériences que les résultats obtenus à l'aide de verres rouges ne pouvaient concorder entre eux, la lumière ainsi produite ne correspondant pas à une radiation simple du spectre.

A côté des conclusions sur le pouvoir dispersif que j'ai données plus haut, et qui faisaient l'objet de mon travail, je crois pouvoir signaler trois faits nouveaux :

1° La variation du pouvoir rotatoire spécifique du camphre avec le degré de l'alcool employé.

2° La constance du pouvoir rotatoire spécifique du camphre en solution dans l'éther, quelle que soit la concentration.

3° L'établissement de formules nouvelles, pour le pouvoir rotatoire spécifique du camphre en fonction de la concentration et pour les trois dissolvants : alcool absolu, alcool à 90° et chloroforme.

4° Enfin, une méthode nouvelle, permettant de se procurer une lumière rouge, monochromatique, correspondant à la raie C de Fraunhöfer.

Paris — Typ. A. PARENT, A. DAVY, succ., Imp. de la Fac à de médecine,
52, rue Madame et rue Corneille, 3

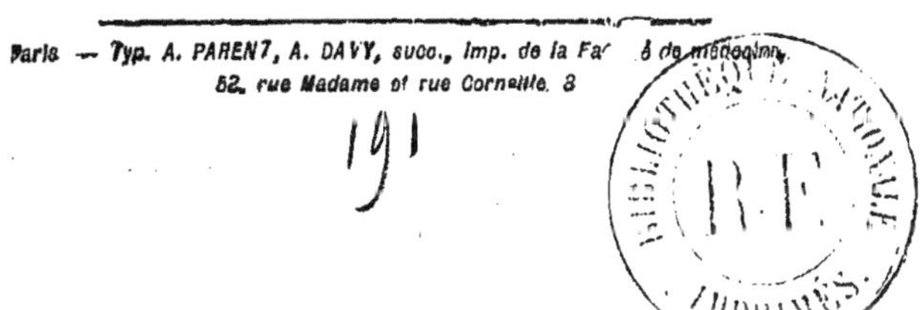